Índice

1. Introducción

La ortopantomografía o radiografía panorámica es una técnica de imagen radiológica que brinda una visión amplia y detallada de las estructuras anatómicas de la mandíbula superior e inferior, así como de los dientes y las áreas circundantes. Esta técnica emplea un dispositivo especializado que rota alrededor de la cabeza del paciente mientras emite rayos X y captura la radiación en un detector, creando una imagen completa y detallada de los arcos dentales y los maxilares. A diferencia de las radiografías dentales tradicionales, que se centran en áreas específicas, esta técnica ofrece una vista panorámica que permite una evaluación integral de toda la boca y las estructuras faciales en una sola toma. Esta herramienta es esencial en odontología y cirugía maxilofacial, proporcionando información crucial para el diagnóstico y la planificación del tratamiento.

La radiografía panorámica es una herramienta diagnóstica versátil en la práctica dental y maxilofacial, gracias a su capacidad para ofrecer una visión completa y detallada de la anatomía oral y maxilofacial. Uno de sus usos más importantes es la evaluación de traumatismos faciales. Es fundamental para identificar fracturas en la mandíbula y el maxilar, proporcionando una visión clara de las líneas de fractura y la extensión del daño óseo. Además, ayuda a evaluar lesiones traumáticas en la región maxilofacial, incluyendo daños en los dientes, huesos y estructuras de soporte.

Otro uso significativo de esta técnica es el diagnóstico de patologías maxilofaciales. Permite la detección de tumores, quistes y otras lesiones en los huesos maxilares, facilitando el diagnóstico temprano y la planificación del tratamiento. También es esencial para evaluar infecciones en los huesos maxilares y tejidos blandos circundantes, proporcionando una imagen clara de abscesos y otras infecciones.

La ortopantomografía también es crucial para la planificación de cirugías maxilofaciales. En la cirugía ortognática, permite a los cirujanos evaluar la relación entre los maxilares y planificar la corrección de deformidades faciales. Además, facilita la planificación de la colocación de implantes dentales, ofreciendo una visión detallada del hueso disponible y de las estructuras anatómicas cercanas, como los senos maxilares y el nervio mandibular.

Además, es útil para evaluar anomalías del desarrollo. Ayuda a identificar anomalías en el desarrollo de los huesos faciales y dientes, como la agenesia dental o el desarrollo anormal de los maxilares. Proporciona información sobre la posición y el desarrollo de los dientes en erupción, siendo útil en la planificación de tratamientos ortodónticos y quirúrgicos.

Por último, es invaluable en el seguimiento postoperatorio. Permite monitorear la recuperación postoperatoria, evaluando la correcta integración de implantes y la regeneración ósea tras cirugías maxilofaciales. También es útil para seguir el éxito de tratamientos anteriores y detectar posibles complicaciones a tiempo. En resumen, la radiografía panorámica es una herramienta indispensable en la práctica dental y maxilofacial, proporcionando una visión integral y detallada que facilita el diagnóstico, la planificación del tratamiento y el seguimiento de una amplia variedad de condiciones y procedimientos. Su capacidad para ofrecer una imagen panorámica de la cavidad oral y las estructuras maxilofaciales la convierte en una técnica esencial para los profesionales de la salud dental y maxilofacial.

Historia de la Ortopantomografía

La ortopantomografía, o radiografía panorámica, ha experimentado una notable evolución desde sus inicios, convirtiéndose en una herramienta esencial en odontología y cirugía maxilofacial. Para comprender su relevancia actual, es importante conocer su historia y los avances que la han moldeado.

Los Primeros Pasos en la Radiografía Dental:

La historia de la ortopantomografía comienza con el descubrimiento de los rayos X por Wilhelm Conrad Roentgen en 1895. Este descubrimiento revolucionó la medicina, permitiendo por primera vez la visualización interna del cuerpo humano sin necesidad de cirugía. Roentgen, un físico alemán, encontró accidentalmente los rayos X mientras experimentaba con tubos de rayos catódicos. Publicó su hallazgo en 1895 en un artículo titulado "Über eine neue Art von Strahlen" (Sobre un nuevo tipo de rayos), donde detalló las propiedades únicas de estos rayos, incluyendo su capacidad para atravesar materiales y crear imágenes de estructuras internas.

Poco después, en 1896, el Dr. Edmund Kells, un innovador dentista estadounidense, realizó la primera radiografía dental en vivo utilizando un equipo rudimentario. Kells, conocido por su espíritu pionero, aplicó la nueva tecnología de rayos X en odontología, capturando imágenes de dientes y estructuras maxilofaciales. Este uso temprano de la radiografía dental estableció las bases para futuras innovaciones en el campo.

Desarrollo de la Ortopantomografía:

El desarrollo de la ortopantomografía se atribuye principalmente a Yrjö Veli Paatero, un dentista finlandés conocido como el "padre de la ortopantomografía". En 1948, Paatero desarrolló una técnica innovadora para capturar imágenes panorámicas del maxilar y la mandíbula en una sola película. Su método utilizaba un dispositivo giratorio que movía simultáneamente la fuente de rayos X y la película, permitiendo una visualización completa de las estructuras dentales en una sola imagen. Esta técnica representó un avance significativo, mejorando la capacidad de los dentistas para diagnosticar y planificar tratamientos de manera más precisa.

Durante las décadas de 1950 y 1960, se realizaron mejoras sustanciales en la tecnología de ortopantomografía. Los equipos se volvieron más sofisticados y precisos, permitiendo obtener imágenes de mayor calidad y resolución. Estos avances técnicos facilitaron la adopción generalizada de esta técnica en la práctica dental.

Avances Tecnológicos y Popularización:

La década de 1970 marcó un hito en la evolución de la ortopantomografía con la introducción de sistemas de imagen digital. La digitalización transformó la radiografía panorámica, permitiendo un almacenamiento más fácil, un análisis más detallado y una distribución más eficiente de las imágenes. Los avances en la tecnología informática hicieron posible la creación de imágenes digitales de alta calidad que podían ser manipuladas y mejoradas con software especializado.

En las décadas de 1980 y 1990, la tecnología digital continuó su avance con la introducción de sistemas de imagen directa. Estos sistemas eliminaron la necesidad de película radiográfica, acelerando el proceso de obtención de imágenes y reduciendo la exposición a la radiación para los pacientes. Los dentistas pudieron ver las imágenes inmediatamente y ajustarlas en tiempo real para obtener la mejor calidad posible.

La Era Moderna de la Ortopantomografía:

Desde el año 2000, la ortopantomografía se ha consolidado como una herramienta estándar en odontología y cirugía maxilofacial. La introducción de la tomografía computarizada de haz cónico (CBCT) ha complementado esta técnica al proporcionar imágenes tridimensionales detalladas. Estas imágenes tridimensionales ofrecen una visión más completa de las estructuras dentales y maxilofaciales, mejorando significativamente el diagnóstico y la planificación del tratamiento.

Importancia y Aplicaciones de la Ortopantomografía en Odontología y Maxilofacial

La ortopantomografía es una herramienta fundamental en la odontología y la cirugía maxilofacial, que proporciona una visión panorámica y detallada de las estructuras orales y maxilofaciales. Esta técnica es crucial para el diagnóstico, la planificación del tratamiento y el seguimiento de diversas condiciones dentales y maxilofaciales. Su capacidad para ofrecer una imagen completa de la cavidad oral y las estructuras maxilofaciales la convierte en una técnica esencial para los profesionales de la salud dental y maxilofacial.

2. La importancia de la ortopantomografía

La ortopantomografía permite capturar una imagen panorámica de los maxilares, la mandíbula, los dientes y las estructuras circundantes en una sola toma. Esta visión amplia es esencial para identificar problemas que pueden no ser visibles en radiografías intraorales tradicionales, como caries ocultas, fracturas, quistes, tumores y enfermedades periodontales.

La capacidad de ver toda la estructura dental y maxilofacial en una sola imagen facilita un diagnóstico más preciso. Los dentistas y cirujanos maxilofaciales pueden identificar y evaluar patologías, anomalías del desarrollo y problemas estructurales con mayor exactitud.

Aunque la radiación es un riesgo inherente en cualquier procedimiento radiográfico, la ortopantomografía reduce la necesidad de múltiples radiografías intraorales, minimizando así la exposición total a la radiación para el paciente.

La ortopantomografía es crucial para la planificación de diversos tratamientos dentales y maxilofaciales. Proporciona información detallada que ayuda a los profesionales a diseñar intervenciones precisas y efectivas, desde tratamientos de ortodoncia hasta cirugías complejas.

APLICACIONES CLÍNICAS

Diagnóstico de Patologías Dentales

La ortopantomografía permite la detección de caries ocultas y la evaluación de la enfermedad periodontal, mostrando la relación entre los dientes y el hueso alveolar. También ayuda a identificar infecciones o abscesos en las raíces de los dientes, proporcionando una visión clara de la extensión y localización de las lesiones.

Evaluación de Impactaciones y Anomalías

Esta técnica es especialmente útil para identificar dientes impactados, como los terceros molares (muelas del juicio), que pueden causar dolor, infecciones y otros problemas. Además, ayuda a detectar anomalías en el desarrollo de los dientes y las estructuras maxilofaciales, como dientes supernumerarios, agenesis dental y otras irregularidades.

Planificación de Ortodoncia

La ortopantomografía proporciona una vista completa de la alineación dental y las relaciones oclusales, lo que es esencial para la planificación de tratamientos de ortodoncia. Permite a los ortodoncistas evaluar el crecimiento y desarrollo de los maxilares y planificar tratamientos que guíen el crecimiento adecuado.

Cirugía Maxilofacial

Es vital para la planificación de cirugías maxilofaciales, como la extracción de dientes impactados, la corrección de malformaciones y la reconstrucción de estructuras óseas. Ayuda a los cirujanos a evaluar las condiciones antes de la cirugía y a monitorear la recuperación y los resultados postoperatorios.

Colocación de Implantes Dentales

Proporciona información sobre la calidad y cantidad de hueso disponible para la colocación de implantes dentales. Ayuda en la planificación precisa de la colocación de implantes, asegurando que se eviten estructuras anatómicas importantes como nervios y senos maxilares.

Diagnóstico de Trastornos de la Articulación Temporomandibular (ATM)

Permite la evaluación de la articulación temporomandibular, identificando problemas como el desplazamiento del disco articular, la artritis y otras disfunciones.

Identificación de Quistes y Tumores

Es útil para la detección temprana de quistes y tumores en las estructuras maxilofaciales, lo que facilita el tratamiento oportuno y mejora el pronóstico. Ayuda a monitorear el crecimiento y la respuesta al tratamiento de quistes y tumores, permitiendo ajustes en el plan de tratamiento según sea necesario.

BENEFICIOS ADICIONALES

Eficiencia en la Práctica Clínica

La ortopantomografía mejora la eficiencia en la práctica clínica al proporcionar una evaluación rápida y completa de las estructuras dentales y maxilofaciales. Esto permite a los dentistas y cirujanos maxilofaciales tomar decisiones informadas y desarrollar planes de tratamiento de manera más rápida y efectiva.

Comunicación con el Paciente

Las imágenes panorámicas son una herramienta valiosa para la comunicación con el paciente. Proporcionan una representación visual clara de las condiciones y problemas dentales, lo que facilita la comprensión del paciente y mejora la aceptación del tratamiento.

Documentación y Seguimiento

Las ortopantomografías permiten a los profesionales mantener un registro detallado de las condiciones y tratamientos, facilitando el monitoreo a largo plazo y la comparación de imágenes en diferentes momentos.

3. Principios Físicos y Técnicos de la Ortopantomografía

La ortopantomografía es una técnica esencial en la odontología moderna que se basa en principios físicos y técnicos para obtener imágenes panorámicas detalladas de las estructuras dentales y maxilofaciales. Comprender estos principios es clave para su correcta aplicación y para interpretar con precisión las imágenes resultantes.

PRINCIPIOS FÍSICOS

Radiación de Rayos X

La ortopantomografía utiliza rayos X, una forma de radiación electromagnética, para generar imágenes de los tejidos duros del cuerpo, como los dientes y los huesos. Los rayos X tienen la capacidad de atravesar diferentes materiales en función de su densidad, creando contrastes que se capturan en una película o sensor digital.

Movimiento Rotacional

A diferencia de las radiografías intraorales tradicionales, la ortopantomografía implica un movimiento rotacional. La fuente de rayos X y el detector se mueven en un arco alrededor de la cabeza del paciente. Este movimiento permite capturar una imagen continua de la estructura maxilofacial completa, minimizando las distorsiones y superposiciones.

Proyección Panorámica

La técnica utiliza una proyección panorámica para representar las estructuras maxilofaciales en una imagen bidimensional. Esto se logra mediante la combinación de múltiples proyecciones a lo largo del arco de rotación, creando una representación detallada de las estructuras dentales y óseas.

Dosis de Radiación

Aunque la exposición a la radiación es una consideración importante, la ortopantomografía generalmente utiliza dosis bajas en comparación con otras modalidades radiográficas. La tecnología moderna ha optimizado la eficiencia de la exposición a los rayos X, garantizando la seguridad del paciente.

PRINCIPIOS TÉCNICOS

Geometría de la Imagen

La geometría de la imagen en la ortopantomografía es crucial para obtener imágenes precisas. La distancia entre la fuente de rayos X, el detector y la cabeza del paciente debe estar cuidadosamente calibrada para evitar distorsiones y asegurar una representación precisa de las estructuras.

Configuración del Equipo

El equipo ortopantomográfico consta de varios componentes clave que trabajan juntos para producir imágenes de alta calidad. La configuración y el mantenimiento adecuados del equipo son esenciales para su funcionamiento óptimo.

COMPONENTES DEL EQUIPO

Generador de Rayos X

El generador es la fuente de radiación que emite los rayos X necesarios para capturar la imagen. Este componente es ajustable en términos de kilovoltaje (kV) y miliamperaje (mA), permitiendo modificar la intensidad y calidad de los rayos X según las necesidades del paciente y del procedimiento.

Tubo de Rayos X

Contiene el filamento y el ánodo, donde se genera la radiación de rayos X. La corriente eléctrica calienta el filamento, produciendo electrones que son acelerados hacia el ánodo, generando así los rayos X.

Colimador

El colimador controla la dirección y el tamaño del haz de rayos X. Este componente es crucial para limitar la exposición a la radiación, asegurando que solo las áreas de interés sean irradiadas, y para mejorar la calidad de la imagen al reducir la dispersión de los rayos X.

Brazo Giratorio

Es una estructura móvil que sostiene tanto el generador de rayos X como el detector. Este brazo se mueve en un arco alrededor de la cabeza del paciente durante la toma de la imagen, siguiendo una trayectoria predefinida para capturar una vista panorámica.

Detector de Imagen

Captura los rayos X que han atravesado las estructuras del paciente. En los sistemas digitales, este detector puede ser un sensor de estado sólido o un sistema de placa de fósforo, que convierte la radiación en una imagen digital.

Soporte para el Paciente

Diseñado para mantener al paciente en la posición correcta y estable durante la toma de la imagen. Incluye un reposacabezas, mordedor y soporte de mentón, todos ajustables para acomodar diferentes tamaños y formas de cabeza.

Sistema de Computación

Responsable de procesar y almacenar las imágenes digitales capturadas. Utiliza software especializado para mejorar la calidad de la imagen, permitir un análisis detallado y facilitar el almacenamiento y la recuperación de las imágenes.

4. Interpretación de Imágenes de Ortopantomografía en Maxilofacial

La interpretación de imágenes de ortopantomografía es una habilidad esencial en la odontología y la cirugía maxilofacial. Esta técnica de imagen proporciona una vista panorámica detallada de las estructuras dentales y maxilofaciales, permitiendo a los profesionales identificar y evaluar una amplia gama de patologías y condiciones anatómicas. En este capítulo, se abordarán los métodos de interpretación, las estructuras anatómicas clave, y las patologías comunes que pueden ser detectadas mediante ortopantomografía.

Para interpretar correctamente una ortopantomografía, es esencial seguir un enfoque sistemático. Un sistema de revisión ordenado garantiza que todas las áreas de la imagen sean evaluadas y que no se pase por alto ninguna patología.

En primer lugar, es crucial evaluar la calidad de la imagen antes de analizar las estructuras anatómicas. Es fundamental asegurarse de que no haya distorsiones significativas, superposiciones o artefactos que puedan afectar la interpretación. Además, se debe revisar la simetría general de la imagen para identificar cualquier desviación o anormalidad estructural.

Estructuras dentales

Al analizar las estructuras dentales, todos los dientes presentes deben ser evaluados en cuanto a su alineación, integridad, caries, restauraciones y cualquier signo de enfermedad periodontal. También es importante examinar las raíces dentales en busca de reabsorción, fracturas y lesiones periapicales.

Huesos maxilares

En cuanto a los huesos maxilares, tanto el maxilar superior como el inferior deben ser evaluados en términos de estructura y densidad ósea. Se deben identificar signos de osteoporosis, fracturas, quistes o tumores. Además, los senos maxilares deben ser revisados para detectar cualquier opacidad, engrosamiento de la mucosa o presencia de cuerpos extraños.

Evaluación de la ATM

La evaluación de la articulación temporomandibular (ATM) también es crucial. Se debe observar la forma y posición de los cóndilos, buscando signos de desplazamiento, artritis u otros trastornos. El espacio articular debe ser revisado para detectar cualquier reducción o asimetría.

Detección de caries

La ortopantomografía es útil para identificar una amplia gama de patologías dentales y maxilofaciales. Las caries aparecen como áreas radiolúcidas en el esmalte y la dentina, y esta técnica puede ayudar a identificar caries interproximales y subgingivales que pueden no ser visibles en las radiografías intraorales. La enfermedad periodontal se observa como pérdida de la altura del hueso alveolar y puede estar asociada con bolsas periodontales y movilidad dental.

Quistes, abscesos y tumores

Las lesiones periapicales, como abscesos y granulomas, se presentan como áreas radiolúcidas alrededor de las puntas de las raíces de los dientes. Los quistes radiculares, que son lesiones radiolúcidas bien delimitadas, también pueden ser identificados en la región periapical.

Los quistes odontogénicos incluyen quistes dentígeros, quistes radiculares y quistes del conducto nasopalatino, que aparecen como áreas radiolúcidas bien definidas. Los tumores, tanto odontogénicos como no odontogénicos, pueden presentarse como áreas radiolúcidas o radiopacas, dependiendo de su naturaleza. La identificación temprana es crucial para un manejo adecuado.

Valoración anatómica

La ortopantomografía es especialmente útil para identificar dientes impactados, como los terceros molares (muelas del juicio), y evaluar su posición y relación con las estructuras anatómicas circundantes. También permite detectar dientes supernumerarios, cuya presencia puede requerir extracción o intervención ortodóntica.

Fracturas mandibulares

Para la evaluación de fracturas, las fracturas mandibulares pueden ser identificadas como líneas radiolúcidas a través del hueso. La ortopantomografía es útil para evaluar la extensión y localización de las fracturas mandibulares y maxilares. Las fracturas del maxilar son más complejas de evaluar, pero esta técnica proporciona una visión inicial útil antes de realizar estudios de imagen adicionales.

Análisis de senos paranasales

En el análisis de las estructuras óseas y senos paranasales, las opacidades en los senos maxilares pueden indicar sinusitis, pólipos o tumores. El engrosamiento de la mucosa del seno maxilar puede ser un signo de inflamación crónica o aguda. Además, la densidad del hueso alveolar debe ser evaluada para identificar signos de osteoporosis o enfermedades metabólicas óseas.

La reabsorción ósea puede ser un indicativo de enfermedad periodontal avanzada o trauma.

Para asegurar una interpretación precisa y una evaluación completa de las ortopantomografías, es esencial seguir estos métodos sistemáticos y detallados. La correcta aplicación de estos principios asegura que los profesionales de la salud dental puedan identificar y tratar eficazmente las diversas patologías que pueden afectar a sus pacientes.

5. Innovaciones Recientes en Ortopantomografía

La ortopantomografía ha evolucionado significativamente desde sus inicios, y los recientes avances tecnológicos han mejorado su precisión, eficiencia y aplicabilidad en la práctica clínica. Estos desarrollos han permitido a los profesionales de la salud dental obtener imágenes más detalladas y diagnósticos más precisos.

Sensores de Estado Sólido

Los sensores de estado sólido, como los detectores de panel plano y los sensores CMOS (Complementary Metal-Oxide-Semiconductor), han sustituido en gran medida a las películas radiográficas tradicionales. Estos sensores ofrecen una mayor resolución de imagen, menor tiempo de exposición y una mejor calidad de imagen. Además, permiten la visualización inmediata de las imágenes, facilitando un diagnóstico rápido y preciso.

Reducción de la Dosis de Radiación

Los avances en la tecnología de detección y procesamiento de imágenes han permitido disminuir la dosis de radiación necesaria para obtener imágenes claras y detalladas. Los nuevos algoritmos de procesamiento de imágenes optimizan la calidad de la imagen mientras minimizan la exposición del paciente a la radiación, mejorando la seguridad general del procedimiento.

Tomografía Computarizada de Haz Cónico (CBCT)

La CBCT ha revolucionado la imagenología dental y maxilofacial. Proporciona imágenes tridimensionales detalladas que permiten una evaluación más precisa de las estructuras óseas, la densidad ósea y la relación espacial entre las estructuras anatómicas. La CBCT es particularmente útil para la planificación de implantes dentales, la evaluación de dientes impactados y el diagnóstico de patologías complejas.

SOFTWARE Y HERRAMIENTAS DE ANÁLISIS AVANZADAS

Software de Gestión de Imágenes

Los Sistemas de Información Radiológica (RIS) son sistemas informáticos diseñados para gestionar imágenes médicas y los datos asociados. Facilitan el almacenamiento, recuperación, gestión y distribución de imágenes digitales. Estos sistemas permiten a los profesionales acceder rápidamente a las imágenes de los pacientes y compartirlas con otros especialistas para una consulta colaborativa.

Software de Análisis y Planificación de Tratamientos

El software de análisis y planificación de tratamientos proporciona herramientas avanzadas para la evaluación detallada de las imágenes. Estas aplicaciones permiten a los dentistas y cirujanos maxilofaciales realizar mediciones precisas, planificar procedimientos quirúrgicos y diseñar guías quirúrgicas para la colocación de implantes. Los programas de planificación de implantes, por ejemplo, pueden simular la colocación de implantes en un modelo 3D, optimizando su posición y ángulo para lograr los mejores resultados.

INTELIGENCIA ARTIFICIAL Y APRENDIZAJE AUTOMÁTICO

Diagnóstico Asistido por Computadora (CAD)

Las tecnologías de CAD utilizan algoritmos de inteligencia artificial para analizar automáticamente las imágenes radiográficas y detectar anomalías. Estos sistemas pueden identificar caries, fracturas, lesiones periapicales y otras patologías con alta precisión, asistiendo a los profesionales en el diagnóstico temprano y preciso de las condiciones dentales y maxilofaciales.

Algoritmos de Aprendizaje Profundo

Los algoritmos de aprendizaje profundo, una subcategoría del aprendizaje automático, han demostrado ser extremadamente eficaces en el análisis de imágenes médicas. Estos algoritmos pueden entrenarse utilizando grandes conjuntos de datos para reconocer patrones y características específicas en las imágenes radiográficas, mejorando continuamente su precisión y capacidad diagnóstica.

HERRAMIENTAS DE VISUALIZACIÓN 3D

Reconstrucción Tridimensional

La reconstrucción tridimensional de las imágenes radiográficas permite a los profesionales visualizar las estructuras dentales y maxilofaciales en tres dimensiones. Esta capacidad es crucial para la planificación de cirugías complejas, la colocación de implantes y la evaluación de patologías. Las herramientas de visualización 3D ofrecen una comprensión más clara de la anatomía del paciente, mejorando la precisión del diagnóstico y la planificación del tratamiento.

Realidad Aumentada y Virtual

Las tecnologías de realidad aumentada (AR) y realidad virtual (VR) están comenzando a ser utilizadas en la odontología para la planificación quirúrgica y la educación. Estas tecnologías permiten a los profesionales simular procedimientos en un entorno virtual, mejorando la precisión y reduciendo el riesgo de errores durante la cirugía real.

Los avances recientes en ortopantomografía han transformado la práctica clínica dental, proporcionando herramientas más precisas y eficaces para el diagnóstico y el tratamiento de diversas condiciones. La integración de tecnologías digitales, inteligencia artificial y herramientas de visualización avanzada continúa ampliando las posibilidades de la ortopantomografía, ofreciendo mejores resultados tanto para los profesionales como para los pacientes.

6. Consideraciones Éticas y Legales en Ortopantomografía Maxilofacial

PRINCIPIOS DE PROTECCIÓN RADIOLÓGICA Y SEGURIDAD DEL PACIENTE

La protección radiológica y la seguridad del paciente son aspectos cruciales en la práctica de la ortopantomografía, especialmente en el contexto maxilofacial. Es esencial minimizar la exposición a la radiación ionizante para reducir los riesgos potenciales asociados con estos procedimientos.

Justificación

Cada exposición a la radiación debe estar justificada, lo que significa que los beneficios diagnósticos y terapéuticos del procedimiento deben superar los riesgos asociados. En el ámbito maxilofacial, la ortopantomografía se utiliza para obtener información crítica que no se puede conseguir mediante otros métodos no radiológicos.

Optimización

El principio de optimización implica mantener las dosis de radiación "tan bajas como razonablemente posible" (ALARA). Esto se logra mediante el uso de técnicas y equipos avanzados que minimizan la dosis sin comprometer la calidad de la imagen. Ejemplos incluyen la selección adecuada de parámetros de exposición y el uso de colimadores para limitar el haz de radiación a la zona de interés.

Limitación

Se deben respetar los límites de dosis establecidos por las autoridades reguladoras para proteger tanto a los pacientes como al personal sanitario. Estos límites están diseñados para evitar efectos determinísticos y reducir el riesgo de efectos estocásticos.

TÉCNICAS Y EQUIPOS DE PROTECCIÓN

Protección Personal

El uso de delantales de plomo, collares tiroideos y otros dispositivos de protección personal es esencial para proteger las áreas sensibles del cuerpo de la radiación dispersa. En procedimientos maxilofaciales, es especialmente importante proteger la glándula tiroides y los órganos reproductores.

Equipos Modernos

Los equipos de ortopantomografía modernos están diseñados para minimizar la exposición a la radiación. Utilizan tecnologías como sensores digitales, que requieren menos radiación que las películas tradicionales, y sistemas de colimación avanzados que limitan el haz de radiación.

Capacitación del Personal

El personal encargado de operar los equipos de ortopantomografía debe recibir capacitación adecuada en técnicas de protección radiológica y en el uso de equipos modernos. Esto incluye la actualización periódica de sus conocimientos para mantenerse al día con las mejores prácticas y las innovaciones tecnológicas.

Normativas y Regulaciones Vigentes

Las normativas y regulaciones en torno a la ortopantomografía están diseñadas para garantizar la seguridad de los pacientes y el cumplimiento de estándares éticos y legales. Estas regulaciones son implementadas por organismos nacionales e internacionales.

NORMATIVAS INTERNACIONALES

Organización Internacional de Energía Atómica (OIEA)

La OIEA establece directrices y estándares internacionales para la protección radiológica. Estos estándares son ampliamente adoptados y sirven como base para las regulaciones nacionales. La publicación de la OIEA "Radiological Protection and Safety in Medicine" es una referencia clave.

Comisión Internacional de Protección Radiológica (ICRP):

La ICRP emite recomendaciones sobre la protección contra la radiación y los límites de dosis para la población y los trabajadores. Estas recomendaciones son adoptadas por muchos países y se integran en sus legislaciones nacionales.

REGULACIONES NACIONALES

Directivas de la Unión Europea

En Europa, la Directiva 2013/59/Euratom establece las normas básicas de seguridad para la protección contra los peligros derivados de la exposición a radiaciones ionizantes. Esta directiva obliga a los estados miembros a implementar leyes nacionales acordes.

CONSENTIMIENTO INFORMADO

Proceso de Consentimiento

El consentimiento informado es un proceso mediante el cual se proporciona al paciente información clara y comprensible sobre el procedimiento radiológico, sus beneficios, riesgos, alternativas y la posibilidad de rechazar el procedimiento. El paciente debe tener la oportunidad de hacer preguntas y recibir respuestas completas antes de dar su consentimiento.

Documentación del Consentimiento

El consentimiento informado debe ser documentado adecuadamente. Esto implica la firma de formularios de consentimiento por parte del paciente, donde se detalle la información proporcionada y se confirme que el paciente ha comprendido y acepta los términos del procedimiento.

ASPECTOS LEGALES

Responsabilidad Profesional

Los profesionales de la salud dental y maxilofacial deben cumplir con los estándares legales y éticos en la práctica de la ortopantomografía. Esto incluye el mantenimiento de competencias profesionales, la adhesión a los protocolos de protección radiológica y la garantía de que el consentimiento informado se obtiene y documenta adecuadamente.

Confidencialidad y Protección de Datos

La confidencialidad de la información del paciente y la protección de datos personales son aspectos legales críticos. Los profesionales deben asegurarse de que las imágenes radiográficas y los datos asociados se manejen de manera segura y se compartan solo con personal autorizado, en conformidad con las leyes de protección de datos.

Reporte de Incidentes

Cualquier incidente relacionado con la exposición a la radiación debe ser reportado a las autoridades reguladoras competentes. Esto incluye exposiciones accidentales, fallos del equipo y otros eventos que puedan comprometer la seguridad del paciente.

7. Conclusión

El viaje de la ortopantomografía desde su invención hasta su estado actual es un testimonio del avance continuo en la tecnología médica y su impacto en la odontología y la cirugía maxilofacial. Esta técnica ha evolucionado significativamente, desde las primeras radiografías realizadas con equipos rudimentarios hasta las imágenes digitales de alta resolución que utilizamos hoy en día. La ortopantomografía, conocida también como radiografía panorámica, ha pasado por múltiples transformaciones que han mejorado su precisión, eficiencia y seguridad, consolidándose como una herramienta indispensable en la práctica clínica.

La historia de la ortopantomografía comienza con el descubrimiento de los rayos X por Wilhelm Conrad Roentgen en 1895. Este hallazgo revolucionó la medicina, permitiendo visualizar las estructuras internas del cuerpo sin necesidad de cirugía. Posteriormente, innovadores como el Dr. Edmund Kells aplicaron esta tecnología en la odontología, estableciendo las bases para el desarrollo de la radiografía dental. El verdadero salto en la ortopantomografía se dio con Yrjö Veli Paatero, quien desarrolló la técnica para capturar imágenes panorámicas del maxilar y la mandíbula, permitiendo una visualización completa de estas estructuras en una sola imagen.

La ortopantomografía se ha convertido en una herramienta esencial en la odontología y la cirugía maxilofacial. Su capacidad para proporcionar una vista panorámica detallada de los maxilares, la mandíbula y los dientes permite a los profesionales de la salud dental realizar diagnósticos precisos y planificar tratamientos de manera efectiva. Esta técnica es fundamental para la evaluación de patologías dentales, la planificación de implantes, la detección de anomalías estructurales y el seguimiento postoperatorio. Su importancia se ve reflejada en su uso rutinario en la práctica clínica, mejorando significativamente la calidad de la atención al paciente.

Los beneficios de la radiografía panorámica son numerosos. Proporciona una visión integral de las estructuras dentales y maxilofaciales en una sola imagen, facilitando la identificación de problemas que no son visibles en radiografías intraorales tradicionales. Además, permite un diagnóstico preciso y detallado, lo que es crucial para la planificación de tratamientos complejos. La reducción de la exposición a la radiación es otro beneficio importante, ya que esta técnica minimiza la necesidad de múltiples radiografías intraorales. Asimismo, su capacidad para producir imágenes de alta calidad y resolución ha mejorado la precisión y efectividad de los procedimientos clínicos.

La ortopantomografía se basa en principios físicos y técnicos que garantizan la obtención de imágenes claras y precisas. Utiliza rayos X, una forma de radiación electromagnética, para generar imágenes de los tejidos duros del cuerpo. La técnica implica un movimiento rotacional de la fuente de rayos X y el detector alrededor de la cabeza del paciente, capturando una imagen continua y detallada. La proyección panorámica y la dosis optimizada de radiación son fundamentales para obtener imágenes de alta calidad mientras se minimiza la exposición del paciente. La correcta configuración del equipo y el posicionamiento del paciente son aspectos críticos para asegurar la precisión de las imágenes.

La interpretación de imágenes en ortopantomografía requiere un enfoque sistemático y detallado. Es esencial verificar la calidad de la imagen y evaluar la simetría general antes de analizar las estructuras anatómicas. La evaluación de los dientes, raíces dentales, huesos maxilares y senos maxilares permite identificar caries, enfermedades periodontales, fracturas, quistes y tumores. La capacidad de interpretar estas imágenes con precisión es crucial para el diagnóstico y tratamiento efectivos. Los avances en software y herramientas de análisis han potenciado la capacidad de los profesionales para interpretar y utilizar estas imágenes de manera más eficiente.

Las innovaciones recientes en ortopantomografía han transformado su aplicación clínica. La introducción de sensores de estado sólido y la tomografía computarizada de haz cónico (CBCT) han mejorado significativamente la resolución de imagen y la precisión diagnóstica. Estas tecnologías permiten obtener imágenes tridimensionales detalladas que facilitan la evaluación de estructuras óseas y la planificación de tratamientos. El desarrollo de software avanzado y herramientas de análisis, junto con el uso de inteligencia artificial y aprendizaje automático, ha optimizado el proceso de diagnóstico y planificación. Estas innovaciones han mejorado la seguridad del paciente al reducir la dosis de radiación necesaria y han ampliado las posibilidades de tratamiento en la odontología y la cirugía maxilofacial.

La práctica de la ortopantomografía implica importantes consideraciones éticas y legales. La protección radiológica y la seguridad del paciente son primordiales, y los profesionales deben minimizar la exposición a la radiación siguiendo los principios de justificación, optimización y limitación. Es esencial obtener el consentimiento informado del paciente, proporcionando información clara sobre los beneficios, riesgos y alternativas del procedimiento. Además, la confidencialidad y la protección de los datos del paciente deben ser garantizadas, asegurando que las imágenes radiográficas se manejen de manera segura y se compartan solo con personal autorizado. El cumplimiento de las normativas y regulaciones vigentes es crucial para asegurar una práctica ética y legal.

En conclusión, la ortopantomografía ha demostrado ser una herramienta invaluable en la odontología y la cirugía maxilofacial. Su evolución tecnológica ha permitido mejorar la calidad de las imágenes, reducir la exposición a la radiación y ampliar sus aplicaciones clínicas. La correcta interpretación de las imágenes, junto con el uso de innovaciones recientes y el cumplimiento de consideraciones éticas y legales, asegura una práctica clínica segura y efectiva. La ortopantomografía continuará siendo un pilar fundamental en el diagnóstico y tratamiento de las condiciones dentales y maxilofaciales, contribuyendo a mejorar la salud y bienestar de los pacientes.

8. Referencias

1. Roentgen, W. C. (1895). On a new kind of rays. Science, 3(72), 227-231.

2. Kells, E. H. (1896). The X-ray and its application in dentistry. Dental Cosmos, 38, 209-211.

3. Paatero, Y. V. (1949). Method of rotational panoramic radiography. Acta Radiologica, 32(2-3), 132-135.

4. Brooks, S. L., & Westesson, P. L. (1993). Digital imaging in dental radiology. Dental Clinics of North America, 37(4), 653-665.

5. Wenzel, A., & Moystad, A. (2001). Experience with digital radiography in dental practice. Journal of Dental Research, 80(3), 878-881.

6. Scarfe, W. C., & Farman, A. G. (2008). What is cone-beam CT and how does it work? Dental Clinics of North America, 52(4), 707-730.

7. Schwendicke, F., Samek, W., & Krois, J. (2020). Artificial intelligence in dentistry: Chances and challenges. Journal of Dental Research, 99(7), 769-774.

8. Brooks, S. L., & Westesson, P. L. (1993). Digital imaging in dental radiology. Dental Clinics of North America, 37(4), 653-665.

9. Kells, E. H. (1896). The X-ray and its application in dentistry. Dental Cosmos, 38, 209-211.

10. Paatero, Y. V. (1949). Method of rotational panoramic radiography. Acta Radiologica, 32(2-3), 132-135.

11. Roentgen, W. C. (1895). On a new kind of rays. Science, 3(72), 227-231.

12. Scarfe, W. C., & Farman, A. G. (2008). What is cone-beam CT and how does it work? Dental Clinics of North America, 52(4), 707-730.

13. Schwendicke, F., Samek, W., & Krois, J. (2020). Artificial intelligence in dentistry: Chances and challenges. Journal of Dental Research, 99(7), 769-774.

14. Wenzel, A., & Moystad, A. (2001). Experience with digital radiography in dental practice. Journal of Dental Research, 80(3), 878-881.

15. Bouloux, G. F., Steed, M. B., & Perciaccante, V. J. (2007). Complications of third molar surgery. Oral and Maxillofacial Surgery Clinics of North America, 19(1), 117-128.

16. Langlais, R. P., Langland, O. E., & Nortjé, C. J. (1995). Diagnostic Imaging of the Jaws. Williams & Wilkins.

17. Lurie, A. G. (2004). Panoramic imaging. Dental Clinics of North America, 48(3), 519-548.

18. White, S. C., & Pharoah, M. J. (2014). Oral Radiology: Principles and Interpretation. Elsevier Health Sciences.

19. Farman, A. G., & Scarfe, W. C. (2014). Evolution of maxillofacial radiology, oral and maxillofacial

radiology. In Oral and Maxillofacial Radiology (pp. 3-19). Springer.

20. Brooks, S. L., & Westesson, P. L. (1993). Digital imaging in dental radiology. Dental Clinics of North America, 37(4), 653-665.

21. Farman, A. G., & Scarfe, W. C. (2014). Evolution of maxillofacial radiology, oral and maxillofacial radiology. In Oral and Maxillofacial Radiology (pp. 3-19). Springer.

22. Lurie, A. G. (2004). Panoramic imaging. Dental Clinics of North America, 48(3), 519-548.

23. Scarfe, W. C., & Farman, A. G. (2008). What is cone-beam CT and how does it work? Dental Clinics of North America, 52(4), 707-730.

24. Schwendicke, F., Samek, W., & Krois, J. (2020). Artificial intelligence in dentistry: Chances and challenges. Journal of Dental Research, 99(7), 769-774.

25. Wenzel, A., & Moystad, A. (2001). Experience with digital radiography in dental practice. Journal of Dental Research, 80(3), 878-881.

26. White, S. C., & Pharoah, M. J. (2014). Oral Radiology: Principles and Interpretation. Elsevier Health Sciences.

27. Beauchamp, T. L., & Childress, J. F. (2001). Principles of Biomedical Ethics. Oxford University Press.

28. Council Directive 2013/59/Euratom of 5 December 2013 laying down basic safety standards for

protection against the dangers arising from exposure to ionising radiation.

29. General Data Protection Regulation (GDPR) (EU) 2016/679.

30. International Atomic Energy Agency (IAEA). (2002). Radiological Protection and Safety in Medicine, IAEA Safety Standards Series No. RS-G-1.5. Vienna: IAEA.

31. International Commission on Radiological Protection (ICRP). (2007). The 2007 Recommendations of the International Commission on Radiological Protection. ICRP Publication 103, Ann. ICRP 37 (2-4).

32. Scarfe, W. C., & Farman, A. G. (2008). What is cone-beam CT and how does it work? Dental Clinics of North America, 52(4), 707-730.

33. U.S. Food and Drug Administration (FDA). Code of Federal Regulations, Title 21, Part 1020 - Performance Standards for Ionizing Radiation Emitting Products.